Factor de transferencia

Factor de transferencia
Un modulador del sistema inmune

Moisés Armides Franco Molina

Cristina Rodríguez Padilla

Reyes Tamez Guerra

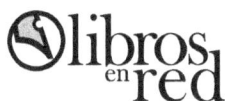

libros
en red

www.librosenred.com

Dirección General: Marcelo Perazolo
Diseño de cubierta: Daniela Ferrán
Diagramación de interiores: Julieta Lara Mariatti

Primera edición en español - Impresión bajo demanda

© LibrosEnRed, 2011
Una marca registrada de Amertown International S.A.

ISBN: 978-1-59754-856-4

Para encargar más copias de este libro o conocer otros libros de esta colección visite www.librosenred.com

PREFACIO

La elaboración de este libro tiene como finalidad un objetivo: dar a conocer al público y a los profesionales de la salud de las diferentes áreas los avances científicos y clínicos más importantes de nuestras investigaciones, estudios y experiencias relacionadas con el empleo del IMMUNEPOTENT CRP, un extracto de células de bazo con actividad de factor de transferencia, que se encuentra patentado. Lawrence, descubridor del factor de transferencia, tuvo razón en denominar así a los extractos leucocitarios que lograban transferir inmunidad sin necesidad de emplear células viables ya que, además de esta propiedad, también transfieren o contienen muchas otras como antiinflamatorias, antioxidantes, adyuvantes, antitumorales moduladores del sistema inmune, antivirales y varias más que faltan por descubrir. En mi experiencia, puedo catalogar a este factor como una sustancia con inteligencia propia que tiene la propiedad de modular, en su producción, los distintos tipos de células y moléculas o mensajeros biológicos con los cuales se comunican estas, e inclusive de poder discernir entre células tumorales y sanas. El IMMUNEPOTENT CRP, el cual se considera un inmunomodulador, trata de manera integral y desde la raíz los diversos tipos de padecimientos, y mejora de manera integral la funcionalidad de las diferentes células y órganos del cuerpo para lograr la salud tan preciada por cualquiera de nosotros. Agradezco de manera especial a muchos colegas y críticos por su generosa ayuda y críticas.

5

En particular agradezco a la Dra. Cristina Rodríguez Padilla quien, como mentora, me permitió adentrarme en el estudio y la comprensión de este compuesto.

INTRODUCCIÓN

El IMMUNEPOTENT CRP es un extracto dializable de sustancias de bajo peso molecular, con actividad de factor de transferencia y de modificación de la respuesta inmune, antiviral y antitumoral; se obtiene de células de bazo de bovinos. Es un producto con marca registrada y está patentado a nombre de la Universidad Autónoma de Nuevo León. Se han realizado más de 1140 publicaciones internacionales acerca de estudios experimentales y clínicos del empleo del extracto dializable de leucocitos con actividad de factor de transferencia, que demuestran su uso en diversos procesos clínicos tales como los siguientes: inmunodeficiencia celular presente en amigdalitis, infecciones respiratorias recurrentes altas y bajas, sepsis graves en unidades de cuidados intensivos, síndrome de Wiskott – Aldrich, enfermedad de Behcet, infecciones urinarias, queratomicosis, tuberculosis pulmonar, infecciones por virus herpes zóster y simplex, y queratitis herpética. Y se menciona su uso como adyuvante en pacientes con cáncer tratados con citostáticos así como en enfermedades de origen alérgico, como el asma bronquial extrínseca. Nuestro equipo de investigación ha encontrado y demostrado acciones biológicas nuevas tales como las antiinflamatorias, antitumorales y antioxidantes, las cuales serán comentadas en este libro.

HIPERSENSIBILIDAD DE TIPO RETARDADO

En la búsqueda de un tratamiento para combatir la tuberculosis, se dieron pasos muy importantes en pos de comprender el mecanismo de transferir inmunidad sin necesidad de emplear células viables. Experimentos previos demuestran que no es posible transferir inmunidad mediada por células (reacción de hipersensibilidad de tipo retardado en piel) con suero; sin embargo, cuando se transfieren linfocitos viables extraídos de personas reactivas a una persona no reactiva, estos pueden hacer al receptor temporalmente reactivo. En mamíferos es posible transferir reactividad de tipo retardado mediante el empleo de extractos de linfocitos no viables. La sustancia responsable de esta particularidad se llama factor de transferencia (FT) (1). La hipersensibilidad de tipo retardado (HTR) fue la primera prueba experimental de inmunidad transferible a través de células inmunes.

Robert Koch, el descubridor del bacilo de la tuberculosis, fue el primero en demostrar una hipersensibilidad de tipo retardado en 1882 (2). Koch intentó emplear su bacilo muerto como vacuna profiláctica y terapéutica. Desafortunadamente, el antígeno no protegía a los pacientes no infectados; al inyectarlo de forma intravenosa en pacientes infectados, ocasionaba reactivación de la enfermedad y, en algunos casos, la muerte. Sin embargo, cuando el antígeno se inyectaba intradérmicamente, la respuesta inflamatoria retardada (reacción a la tuberculina) podía indicar si una persona asintomática había estado expuesta al *Mycobacterium tuberculosis*. No fue sino hasta 1942 cuando Landsteiner y Chase demostraron que la HTR podía ser transmitida por una fracción exclusivamente celular (3). El experimento fue bastante sencillo; consistió en la transferencia de células de conejillos de Indias que habían sido inmunizados con *Mycobacterium tuberculosis* o con un hapteno a conejillos no expuestos. Posteriormente, al inyectar un antígeno o hapteno en estos animales, se producía una respuesta inmune de memoria que no aparecía en los controles no expuestos (4). Esto no ocurría cuando se transfería suero. Coombs y Gell clasificaron a este tipo de HTR como tipo IV (5).

REACCIÓN DE LA TUBERCULINA

La HTR es la prueba principal que se emplea para determinar la transferencia de inmunidad mediada por el factor de transferencia, por lo que es necesario estudiarla para comprenderla mejor. La forma típica de la HTR se induce con la inyección intradérmica de un antígeno de *Mycobacterium tuberculosis* (PPD, derivado de proteína purificada). Si el huésped ha estado previamente expuesto a la bacteria, se producirá hinchazón e induración. Waksman aporta un resumen de la HTR (6):

Aproximadamente 4 horas después de la inyección del antígeno, los neutrófilos se acumularán rápidamente alrededor de las vénulas postcapilares en la zona de la inyección. El infiltrado neutrófilo disminuye rápidamente y al cabo de unas 12 horas aparecen, en la zona de la inyección, infiltrados con células T, monocitos sanguíneos y algunos basófilos, que también presentan una distribución perivenular. Las células endoteliales que cubren estas vénulas se engrosan, muestran un aumento de organelos biosintéticos y se vuelven permeables a las macromoléculas del plasma. El fibrinógeno pasa de los vasos sanguíneos a los tejidos de alrededor, donde se convierte en fibrina. La acumulación de fibrina y, en menor proporción, de células T y monocitos dentro del espacio del tejido extravascular en la zona de la inyección provoca la hinchazón y la induración del tejido. La induración, signo de la HTR, se detecta generalmente alrededor de las 18 a 24 horas en los ratones, 48 horas en los conejillos de Indias, y de 48 a 72 horas en los humanos (7). Existe también una diferencia menor en la cinética de las HTR: las de tipo Th2 duran 48 horas, mientras que las de tipo Th1 duran 72 horas (8). Después, la inflamación disminuye. Hay que señalar el hecho de que los cobayos tienen una respuesta significativamente diferente a la reacción de la tuberculina. En lugar de monocitos, el infiltrado principal son los neutrófilos.

En todas las especies, esta reacción está mediada por una mezcla de células T CD4$^+$ y CD8$^+$. Esto, en parte, puede deberse a que las micobacterias tienen ambas fases de replicación, la intracelular y la extracelular (9).

DESCUBRIMIENTO DEL FACTOR DE TRANSFERENCIA

Como mencioné anteriormente, Chase, en 1945 (10), informa que es posible transferir de manera rutinaria inmunidades de tipo específico en animales y en humanos mediante una inyección de leucocitos viables obtenidos de donadores que han sido sensibilizados (Figura 1).

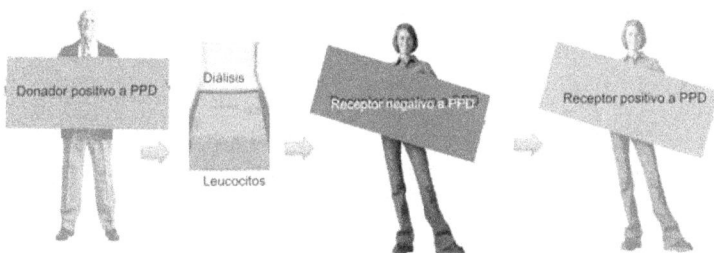

Figura 1: Transferencia de la prueba de reactividad en piel de un individuo normal —positivo al antígeno de proteína purificada de tuberculina (PPD) por esta prueba— a un recipiente previamente negativo —por prueba en piel— de hipersensibilidad de tipo retardado a PPD, empleando un extracto libre de células derivado de donadores de leucocitos.

En el año 1949, el Dr. H. Sherwood Lawrence continúa con estos estudios. Pero, interesado en transferir inmunidad de tipo específico sin emplear células viables para evitar el proceso de histocompatibilidad, plantea la siguiente hipótesis: la HTR a la tuberculina y a preparaciones parcialmente purificadas de la sustancia M del estreptococo puede lograrse exitosamente con suspensiones de componentes leucocitarios liberados por repetidas congelaciones y descongelaciones, o por la lisis en agua destilada. Además, el tratamiento con las enzimas desoxirribunocleasa (DNase) o ribunocleasa (RNase) no disminuye la capacidad de inducir sensibilización del receptor a la tuberculina. Las conclusiones de los resultados encontrados son las siguientes:

- 1. En los 32 individuos, se ha hecho posible transferir la HTR tanto a la tuberculina como a la preparación de la sustancia M del estreptococo con los componentes obtenidos de la ruptura de los leucocitos obtenidos de donadores sensibilizados y preparados por las dos diferentes técnicas de ruptura de leucocitos.
- 2. Con una excepción, la hipersensibilidad no se desarrolló en cinco receptores negativos cuando se obtuvieron leucocitos lisados de donadores sin sensibilidad al material de prueba.
- 3. La sensibilidad retardada inducida a la tuberculina o a la sustancia del estreptococo M en receptores negativos, seguido de la inyección de componentes de leucocitos lisados, es muy similar respecto a lo observado en humanos después de la inyección de leucocitos viables intactos.
4. La transferencia de inmunidad inducida por la administración de leucocitos lisados en receptores tiene una duración a la HTR de 6 a 12 meses (11). Ante estos resultados, Lawrence denomina a la sustancia obtenida de la ruptura de leucocitos capaz de transferir inmunidad específica como ⊠Factor o Factores de Transferencia⊠ (FT).

En un experimento interesante para eliminar la posibilidad de que la función del ADN o el ARN de los extractos leucocitarios fueran los responsables de la transferencia de HTR, se trataron los extractos de leucocitos de donadores sensibilizados con RNAsa, DNAsa o tripsina. Se demostró que estos tratamientos no afectaron la capacidad del extracto leucocitario a la transferencia de hipersensibilidad de tipo retardado al recipiente negativo al antígeno. De manera similar a estos experimentos, se trató el extracto celular con diferentes sustancias, las cuales se enumeran a continuación; en la actividad de la HTR, algunas muestran sensibilidad y otras resistencia (Tabla 1).

Enzima	Conversión de la prueba en piel de hipersensibilidad de tipo retardada	Producción de inducción de LIF
Pronasa	S	S
Proteasa K	S	-
Carboxipeptidasa A	S	-
Leucina aminopeptidasa	R	-
Tripsina	R	R
Quimotripsina	R	R
Fosfodiesterasa I	S	R
Fosfodiesterasa II	R	S
Fosfatasa alcalina	R	S
Ribonucleasa T1	R	S
Ribonucleasa A	R	R
Ribonucleasa dimerizada A	S	-
Nucleasa P1	-	S
Desoxirribonucleasa	R	R

Tabla 1: Efecto enzimático en la actividad del factor de transferencia. S= sensible; R=resistente en modelos humanos y murinos; LIF= Factor inhibitorio de la migración de leucocitos (12).

Lawrence caracteriza la molécula y la purifica; así demuestra que el FT puede pasar a través de una membrana de diálisis de celulosa, que el dializado puede concentrarse por liofilización y que el polvo liofilizado puede ser activo por cinco años a 4º C (13). Los FT son más pequeños que los anticuerpos y no transfieren respuestas mediadas por ellos y, a su vez, no inducen la producción de anticuerpos (14). A la fecha, no se ha caracterizado un FT esencialmente puro. El componente activo del extracto dializable de leucocitos (EDL) es llamado FT solo cuando se refiere a la transferencia producida por el EDL. Sin embargo, desde que se sabe que el EDL contiene varios cientos de porciones químicas —muchas de las cuales son biológicamente muy activas—, ahora se reconoce el empleo del término EDL, el cual contiene actividad de FT; esta es una descripción más precisa de todas estas características (15).

Obtención del Factor de Transferencia

El FT, presente en el EDL (16), puede obtenerse a partir de tejidos como leucocitos del suero de la sangre (17), ganglios linfáticos (18), bazo (19) y en condiciones *in vitro* mediante el cultivo de células de la línea linfoblastoide, entre otros (20). La obtención del FT puede hacerse específica o inespecífica hacia cualquier antígeno (21). Se han elaborado FT específicos a PPD (derivados de proteína purificadas de tuberculina), varidasa, candida, herpes, virus de inmunodeficiencia del simio (VIS), virus, etcétera (22).

El FT está formado por un conjunto de moléculas pequeñas que pasan por unos poros que excluyen moléculas mayores de entre 10 000 y 12 000 Daltons. (Figura 2). El FT carece de efectos secundarios, no es tóxico para el organismo y puede administrarse tanto por vía oral como parenteral.

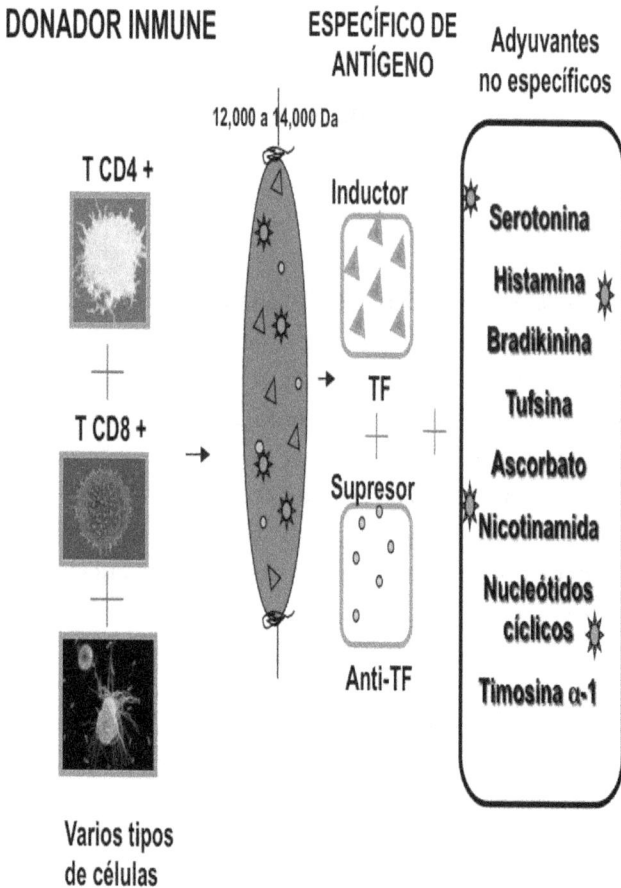

DONADOR INMUNE · ESPECÍFICO DE ANTÍGENO · Adyuvantes no específicos

12,000 a 14,000 Da

T CD4 +

T CD8 +

Varios tipos de células

Inductor

TF

Supresor

Anti-TF

Serotonina
Histamina
Bradikinina
Tufsina
Ascorbato
Nicotinamida
Nucleótidos cíclicos
Timosina α-1

Figura 2: Proceso de diálisis del extracto leucocitario a través de una membrana de exclusión celular con un tamaño de poro de 12 000 - 14 000 Daltons, para obtener el factor de transferencia específico del antígeno y otras sustancias con actividades biológicas.

Como podemos observar, el descubrimiento y empleo de este extracto celular que contiene actividad de factor de transferencia data desde hace 67 años. Con el paso del tiempo, el empleo y la investigación científica de esta sustancia han sufrido altas y bajas. En este aspecto, los años de gloria transcurren desde su descubrimiento, en el año 1945, hasta los ochenta. Después, debido a que no se llegó a la identificación y el aislamiento de la molécula responsable de la actividad de factor de transferencia, entró en un letargo, en donde pocos grupos internacionales y nacionales (grupo de Monterrey, a cargo de la Dra. Cristina Rodríguez Padilla y del Dr. Reyes Tamez Guerra, de la UANL [Universidad Autónoma de Nuevo León]), y grupo del Estado de México, a cargo del Dr. Estrada Parra, del IPN [Instituto Politécnico Nacional]) continuaron investigando y empleando esta sustancia con éxito en el manejo de enfermedades sin tratamiento específico y como modulador del sistema inmune.

Por si fuese poco en años recientes, un grupo comercial con una logística de mercadeo increíble surge como un virus que ataca la credibilidad de esta sustancia. El único interés que tiene es el de hacer dinero engañando a la gente; comercializa calostro (primera leche después del nacimiento) en polvo de origen bovino indiscriminadamente y sustenta que contiene factor de transferencia, lo cual quebranta más la credibilidad científica internacional y la de la población. Pero hay que comprender que esta compañía se dedica solo a la comercialización —no a la investigación ni a la promoción de la salud—, ya que no cuenta con ningún artículo científico de impacto en donde demuestre que el calostro puede tener actividad de factor de transferencia u otras actividades como la que le atribuye a su producto; las publicaciones que presenta provienen de otros grupos de investigación. Desde hace más de veinte años, el grupo de la Dra. Cristina Rodríguez Padilla y del Dr. Reyes Tamez Guerra, de la UANL, inició el estudio de esta sustancia y se ha esforzado en demostrar su credibilidad. Para este fin, ha patentado, registrado y publicado múltiples artículos científicos en donde demuestra la actividad del factor de transferencia del extracto celular así como sus actividades antiinflamatorias, antioxidantes, antimicrobianas, antitumorales y reguladoras de la función inmunológica. En lo que sigue de este escrito, expondré los resultados experimentales y clínicos de la investigación relacionados con el extracto celular de bazo de bovino que contiene actividad de factor de transferencia, denominado de manera comercial con el nombre de IMMUNEPOTENT CRP.

Empleo de bazo de bovino como fuente de obtención de leucocitos para la elaboración de extracto celular con factor de transferencia

En el sistema circulatorio, el bazo equivale a los ganglios en el sistema linfático; es la unidad más grande del sistema fagocítico mononuclear. Entre sus funciones, se encuentran la filtración de todas las materias extrañas del torrente sanguíneo —incluidos los hematíes viejos o dañados— y la participación en la respuesta inmune frente a los antígenos transportados por la sangre. Diseñado ingeniosamente para esas funciones, el bazo proporciona un depósito importante de células fagocíticas mononucleares en la pulpa roja y de células linfoides en la pulpa blanca. La pulpa blanca, o de Malpighi, consiste en agregados de células linfoides que rodean las arterias esplénicas de tamaño medio. La sección transversal de una de esas arterias revela un collar excéntrico de linfocitos T; la llamada vaina linfática se expande habitualmente por un lado de la arteria para formar nódulos linfoides compuestos principalmente de linfocitos B. Con la estimulación antigénica, se forman centros germinales típicos dentro de esas áreas de células B. Finalmente el sistema arterial termina en arteriolas peniciladas finas, encerradas dentro de una sola capa delgada de linfocitos, que desaparecen por completo conforme esos vasos se introducen en la pulpa roja. Los fagocitos esplénicos eliminan partículas de la sangre tales como bacterias, restos celulares y macromoléculas anormales producidas en algunos errores congénitos del metabolismo. El bazo es un órgano secundario importante del sistema inmune debido a que las células dendríticas de la vaina linfática periarterial atrapan los antígenos y los presentan a los linfocitos T. Las células T y B interaccionan en los bordes de los folículos de la pulpa blanca, lo que conduce a la generación de células plasmáticas secretoras de anticuerpos, que se encuentran principalmente dentro de los senos de la pulpa roja (22).

Como podemos ver, el bazo es un órgano que llega a pesar 900 gramos en los bovinos. De él podemos obtener fácilmente gran cantidad de células del sistema inmune, principalmente células fagocíticas presentadoras de antígenos y linfocitos T y B; dentro de estas, las células T son las encargadas de la producción del factor de transferencia y, si se recuerda lo descrito anteriormente, la actividad de este factor es independiente de la especie. Otra facilidad que brinda este órgano es que se puede inocular a bovinos con uno o diferentes antígenos, y obtener bazos con inmunidad específica para uno o varios antígenos. Además de linfocitos y células mononucleares, el bazo contiene muchas sustancias con actividades biológicas tales como la tufsina, la cual es un tetrapéptido que ha demostrado tener actividades antitumorales y antibacterianas (23); además, se demostró una baja actividad de tufsina en 21 pacientes con SIDA, 7 pacientes con complejo relacionado a SIDA y 22 pacientes sometidos a esplecnotomía, comparados con 37 pacientes sanos. Esta deficiencia de tufsina podría contribuir a infecciones en pacientes con SIDA (24).

Determinación de la actividad del factor de transferencia contenido en el extracto dializable de células de bazo de bovino (IMMUNEPOTENT CRP)

Este compuesto es capaz de transferir inmunidad celular, por lo que se llevó a cabo una curva dosis-respuesta para demostrar la presencia y la efectividad del factor de transferencia específico a PPD contenido en el IMMUNEPOTENT CRP, para lo cual se emplearon diferentes cantidades de células de bazo bovino. Se colectó un bazo procedente de un bovino previamente inmunizado con BCG para elaborar y aplicar los diferentes extractos dializables de células mononucleares; las muestras procedieron de 15×10^{3}, 15×10^{4}, 15×10^{5}, 15×10^{6}, 15×10^{7} y 15×10^{8} células viables. Los diferentes extractos preparados se aplicaron a 12 individuos sanos y a un grupo de 30 ratones respectivamente, los cuales no eran reactivos al antígeno de PPD. Después de 10 días de la aplicación de los diferentes preparados vía intramuscular, se determinó —mediante la aplicación subcutánea de 0,1 ml de antígeno de PPD en el antebrazo en humanos, y en la región plantar en ratones— que el dializado de leucocitos procedente de 15×10^{6}, 15×10^{7} y 15×10^{8} indujo hipersensibilidad de tipo retardado, manifiesta por una induración significativa en piel. Sobre esta base, nosotros denominamos como 1 unidad de IMMUNEPOTENT CRP al dializado obtenido de una concentración celular de 15 x 10^8 células, que es capaz de transferir inmunidad de tipo específica y que es la concentración que empleamos para el tratamiento de las diferentes enfermedades (25).

Efecto antibacteriano del
IMMUNEPOTENT CRP

Los antibióticos son la principal arma en la lucha contra las infecciones bacterianas. Sin embargo, a pesar de su increíble contribución al cuidado de la salud, en las últimas décadas, muchos de los antibióticos empleados comúnmente están empezando a ser menos efectivos contra las enfermedades bacterianas, además de que el uso de muchos de ellos genera reacciones tóxicas y resistencia bacteriana. Varios estudios han demostrado que muchos compuestos biológicos pueden poseer diversas funciones y conducir a aplicaciones útiles en diferentes áreas de la medicina. En un experimento *in vitro*, encontramos por azar que los cultivos celulares tratados con IMMUNEPOTENT CRP no se contaminaban. Esta observación condujo a un experimento en el cual nos enfocamos en una nueva actividad de este compuesto contra diferentes bacterias patógenas de importancia clínica, causantes de altas tasas de morbilidad y mortalidad. Se encontró que el tratamiento con IMMUNEPOTENT CRP afectaba significativamente el crecimiento bacteriano de cultivos de *Escherichia coli, Pseudomona aeruginosa, Staphilococcus aureus, Streptococcus pyogenes, Salmonella tiphy* y *Lysteria monocytogenes*. Además el IMMUNEPOTENT CRP ejerce efectos bacteriostáticos y bactericidas según la especie bacteriana y la concentración empleada, independientemente de su efecto de factor de transferencia. Este efecto observado podría adjudicarse a que el extracto tiene moléculas pequeñas farmacológicamente activas, tales como nucleótidos cíclicos, prostaglandinas, serotonina, tufsina, histamina, ascorbato, nicotinamida, vitamina C, ciertos aminoácidos y purinas (26).

Capacidad antiinflamatoria del
IMMUNEPOTENT CRP

Se conoce a la inflamación como una reacción protectora que tienen los tejidos en respuesta a irritación, daño o infección, caracterizada por dolor, enrojecimiento, hinchazón y, algunas veces, pérdida de función. Mientras que la inflamación aguda forma parte de una respuesta de defensa, la inflamación crónica puede conducir a cáncer, diabetes, enfermedades cardiovasculares, pulmonares y neurológicas. La manifestación de la inflamación se deriva de la liberación celular de mediadores proinflamatorios (citocinas e intermediarios del oxígeno y nitrógeno reactivo), los cuales son modulados principalmente por el factor de transcripción NFκB, que es constitutivamente activo en muchos tumores y es inducido por carcinógenos y por radiación gamma. Estas observaciones implican que los agentes antiinflamatorios que suprimen los productos regulados por NFκB deben de tener potencial para regular la prevención de muchas enfermedades agudas y crónicas (27). La respuesta inflamatoria sistémica es un término que define mejor los procesos como el shock séptico o endotóxico, los cuales se generan por la presencia de endotoxinas bacterianas en la sangre y la liberación descontrolada de mediadores proinflamatorios en el nivel sistémico; en la mayoría de los casos, estos conducen a un elevado índice de mortalidad en los hospitales, a pesar de la administración de bloqueadores específicos de citocinas tales como el factor necrótico de tumores alfa (TN-

Fα). Como mencioné anteriormente, desde hace mucho tiempo, la Dra. Cristina Rodríguez Padilla y el Dr. Reyes Támez han tratado múltiples casos de enfermedades humanas con la administración del IMMUNEPOTENT CRP, y una de sus principales observaciones fue la modulación de la respuesta de las células y las citocinas; por eso, se decidió trabajar en un proyecto de investigación relacionado al efecto de los LPS (lipopolisacáridos) en macrófagos peritoneales de ratón, el cual es un excelente modelo para la inducción de un síndrome parecido al SRIS (síndrome de respuesta inflamatoria sistémica). Se encontró que tratar estas células con el IMMU-NEPOTENT CRP modula la producción ocasionada por el estímulo de los LPS del óxido nítrico, lo que disminuye la producción de TNF-α e IL-6 en distintos períodos de tiempo (0, 4, 8, 12 y 24 h) (28). Con estas importantes observaciones, se plantea un nuevo experimento, ahora en sangre periférica humana, y se encuentran resultados similares en los cuales el IMMUNEPOTENT CRP disminuye la producción de óxido nítrico, TNF-α, IL-6 e IL-10, y la expresión en el RNAm de citocinas proinflamatorias TNF-α, IL-6 e IL-1 en estas células estimuladas con LPS; asimismo, suprime la IL-10 e IL-12p40 sin afectar la expresión de IL-8 (29). Con estos datos, podíamos sugerir que el IMMUNEPOTENT podría tener la capacidad de modular los síntomas fatales asociados al shock tales como la hipotensión, inducida por la producción de óxido nítrico y citocinas; con lo que, de esta manera, podría ofrecer una opción terapéutica para el tratamiento del SIRS. Entonces decidimos probar en un modelo de ratones a los cuales se les indujo de manera experimental, mediante la administración de LPS (17 mg/kg), un shock endotóxico o SIRS. Se encontró que el IMMUNEPOTENT CRP no previene el shock endotóxico, pero sí mejora la sobrevivencia hasta en un 80 % cuando se lo administra después de 30 minutos, 4, 8 y 12 h después de iniciado el shock endotóxico; se hizo una comparación con ratones sin tratamiento, los cuales sufren las consecuencias del LPS y mueren en un período de 20 – 22 h. Este aumento de la sobrevivencia causada por la administración del IMMUNEPOTENT CRP proviene de la modulación de los genes de citocinas proinflamatorias (que suprimen la expresión de IL-6 e IL-10; y que disminuyen IL-1B, IL-12p40 y TNF-α) evaluados en el bazo de ratones; además disminuye la producción de citocinas proinflamatorias TNF-a, IL-10 e IL-6 en el suero. Tal hecho sugiere fuertemente que el IMMUNEPOTENT CRP posee propiedades y tiene la capacidad de regular y evitar la muerte inducida por SIRS (30). Estos hallazgos dieron ánimos y certeza al grupo de investigación, y la Dra. Cristina Rodríguez Padilla monta un protocolo experimental en el Hospital Universitario de la UANL, donde se prueba el IMMUNEPOTENT CRP en niños recién nacidos que sufren shock séptico. Es de importancia resaltar que, en ese momento, el hospital tenía una mortalidad de un 70 % en niños recién nacidos, que caían en shock séptico a pesar del manejo general terapéutico implementado para esta enfermedad; la inclusión del IMMUNEPOTENT CRP en el arsenal terapéutico logra, de manera sorprendente, elevar el índice de sobrevivencia hasta en un 90 %. Con este éxito, se logra demostrar que la administración del IMMUNEPOTENT CRP es benéfica en enfermedades inflamatorias como el SIRS (31).

PROPIEDADES ANTIOXIDANTES DEL
IMMUNEPOTENT CRP

Es irónico que un elemento indispensable para la vida pueda, bajo ciertas circunstancias, ejercer efectos que causen deterioros en el cuerpo. La mayoría de los efectos potencialmente peligrosos del oxígeno se deben a la formación y la actividad de un número de compuestos químicos conocidos como especies de oxígeno reactivas (ERO), las cuales tienden a donar oxígeno a otras sustancias. Muchas de estas ERO son radicales libres que cuentan con uno o más electrones flotando en lugar de tenerlos apareados, con lo cual se vuelven inestables y altamente reactivos. En un esfuerzo por estabilizarse, los radicales libres atacan moléculas cercanas para obtener un electrón, sin saber que así dañan a otras moléculas. Si no se inactivan, la reactividad química de los radicales libres puede dañar todas las macromoléculas celulares, incluidas proteínas, carbohidratos, lípidos y ácidos nucleicos. El cuerpo produce estos radicales libres en situaciones normales de procesos metabólicos esenciales (mitocondria, fagocitosis, vías del araquidonato, peroxisomas, ejercicio, enfermedades, inflamación, reperfusión isquémica) y por estímulos externos (situaciones de estrés y exposición a rayos X, ozono, humo de cigarrillo, contaminantes del aire, luz ultravioleta y químicos industriales). En la comunidad científica, se acepta el hecho de que, conforme avanza la edad, se incrementa la incidencia de enfermedades. Una manera posible de explicar esta asociación se basa en la implicación de las reacciones de los radicales libres en la patogénesis de varios desórdenes tales como la ateroesclerosis y el cáncer, las dos principales causas de muerte en humanos. Los radicales libres no siempre son dañinos; también son útiles en los sistemas vivos, ya que participan en procesos de maduración de estructuras celulares; además, las células blancas liberan radicales libres para destruir patógenos invasores como parte del mecanismo de defensa del cuerpo para combatir las enfermedades. El cuerpo cuenta con un espectacular sistema de defensa de enzimas, como la glutatión peroxidasa, el superóxido dismutasa y la catalasa, que disminuyen las concentraciones de la mayoría de los radicales libres u oxidantes en los tejidos; también cuenta con una segunda línea de defensa contra el daño de los radicales libres, y es la presencia de antioxidantes. Un antioxidante es una molécula lo suficientemente estable como para donar un electrón, y logra así la estabilización de un radical libre, neutralizándolo y reduciendo su capacidad de daño. Algunos antioxidantes son el glutatión, el ubiquinol y el ácido úrico, los cuales se producen durante el metabolismo normal del cuerpo. Otros antioxidantes se encuentran en la dieta y pueden ser la vitamina C, la vitamina E, los carotenoides, los compuestos fenólicos y los no fenólicos. Debe existir un balance entre la producción de radicales libres y las defensas antioxidantes en el cuerpo para lograr una salud equilibrada (32).

Es de notar la importancia en la vida diaria del papel que juegan estos dos mecanismos de protección del cuerpo, tanto la oxidación como los antioxidantes, y esto hace que el descubrimiento de nuevos agentes que promuevan estos sistemas de protección sea importante. De manera azarosa, en un hallazgo realizado con el IMMUNEPOTENT CRP, nos dimos cuenta de que este compuesto tiene la capacidad de metabolizar una sustancia química empleada para medir la citotoxicidad celular e, indirectamente, evaluar las propiedades antioxidantes de los compuestos, llamada colorante vital MTT (bromuro de 3-[4,5-dimetiltiazol-2-il]-2,5-difeniltetrazolio) (33); esto es, el IMMUNEPOTENT CRP tiene la capacidad de reducir este compuesto, lo cual se observa porque emite una coloración azulada. Con estos datos iniciales y, dada la importancia de este fenómeno, se procedió a realizar un experimento acerca de la propiedad antioxidante del IMMUNEPOTENT CRP; se logró determinar *in vitro* en macrófagos humanos, al someterlos a un estímulo generador de inflamación —como lo es el lipopolisacárido derivado del patógeno *E. coli*— que inducía agentes inflamatorios que provocaban oxidación celular como son el NO, TNF-α, COX-2 y el PGD_2, y que disminuía la capacidad de los agentes antioxidantes intercelulares, como lo son la actividad de antioxidante total, catalasa, glutatión peroxidasa, y superóxido dismutasa. Pero lo sorprendente fue que estos macrófagos estimulados con LPS disminuían de manera significativa la producción de los agentes inflamatorios y oxidativos (NO, TNF-α, COX-2, PGD_2) al recibir el tratamiento con el IMMUNEPOTENT CRP y que incrementaban la actividad de antioxidante total, catalasa, glutatión peroxidasa, y superóxido dismutasa. Además logramos concluir que todos estos efectos se debían a que el IMMUNEPOTENT CRP cuenta con la maravillosa habilidad de disminuir la capacidad de fosforilación de un factor de transcripción llamado IκB, lo que evita la actividad de unión al ADN del principal factor de transcripción involucrado en procesos inflamatorios, como lo es el NFκB (Figura 3), y con esto podemos decir que el IMMUNEPOTENT CRP tiene la misma capacidad de los antiinflamatorios presentes en el mercado, pero con una propiedad mayor: la de no de producir efectos secundarios y tener actividad celular antioxidante (34).

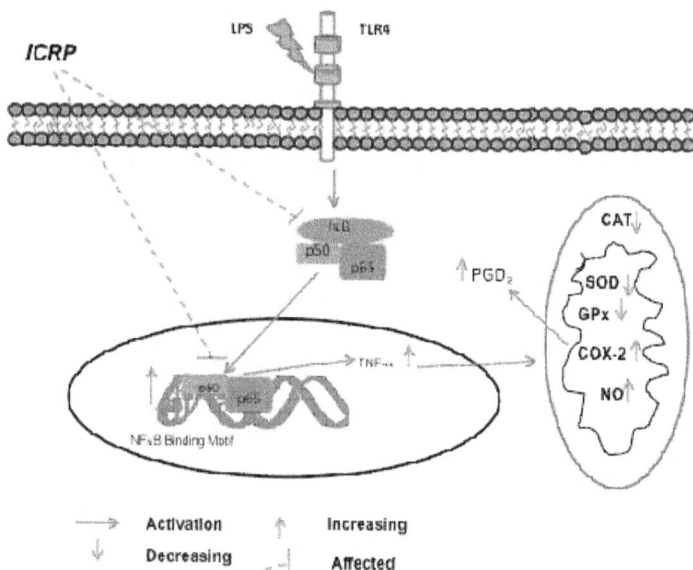

Figura 3. Modelo hipotético de la acción biológica del IMMUNEPOTENT CRP. El IMMUNEPOTENT CRP incrementa de manera significativa las actividades de antioxidante total, CAT, GPx y SOD, y disminuye de manera significativa la producción de óxido nítrico y TNF-⊠, las actividades de COX-2 y PGD_2 y la actividad de unión al ADN de las subunidades p65 y p50 del factor de transcripción NFkB.

GENERACIÓN DE PRODUCCIÓN DE INF-DEBIDO AL IMMUNEPOTENT CRP

Otra de las propiedades del EDL/FT se relaciona con que este compuesto induce la expresión del ARN mensajero del interferón gamma (INF-ɣ), *in vitro* en sangre total humana. Esto es de suma importancia, ya que es una de las pruebas de potencia que se hace en nuestra planta de producción del IMMUNEPOTENT CRP para evaluar que posea actividad de modular el sistema inmune en pacientes que tengan inmunocompromiso temporal o permanente. La importancia de esto radica en que el interferón es un grupo de proteínas conocidas primariamente por su papel de inhibir infecciones virales y de estimular todo el sistema inmune para luchar contra las enfermedades, en respuesta a los patógenos. Los defectos en la producción de interferón están asociados con la susceptibilidad a infecciones bacterianas y enfermedades como la esclerosis múltiple (35).

ACTIVIDAD ANTITUMORAL DEL
IMMUNEPOTENT CRP

El cáncer es una de las enfermedades que amenaza la vida en los países industrializados. Aunque se han establecido terapias para combatirlo, incluidas la resección quirúrgica del tumor primario, radiación y quimioterapia, todavía causa el 25 % de mortalidad en la población. Anualmente cerca del 1 % de la población que ha sido diagnosticada con cáncer fallece. Las tasas de sobrevivencia a cinco años se encuentran en un rango del 10-20 % para cáncer de pulmón, esófago y estómago; un 40-60 % para cáncer de colon, vejiga y cérvix; y un 60-80% para cáncer de próstata y mama (36). Mientras el tumor primario puede, en muchos casos, tratarse eficientemente mediante una combinación de terapias estándar, la prevención de la metástasis de la enfermedad es actualmente ineficaz. La erradicación de células tumorales diseminadas por el sistema circulatorio en varios órganos, donde forman metástasis distantes, es uno de los objetivos primarios de la terapia del cáncer. Como modalidad alternativa de tratamiento, la inmunoterapia del cáncer se ha desarrollado significativamente durante las últimas décadas, y completa el arsenal terapéutico. En contraste a otros conceptos terapéuticos, tiene el objetivo principal de prevenir la diseminación metastásica de la enfermedad y mejorar la calidad de vida de los individuos afectados. La inmunoterapia se basa en la complementación o estimulación del sistema inmune vía un plétora de compuestos tales como linfocinas o citocinas, vacunas, células efectoras del sistema inmune estimuladas *in vitro* o anticuerpos. La inmunovigilancia es el concepto que se enfoca en la prevención del desarrollo de tumores gracias a la destrucción temprana de células anormales, realizada por el sistema inmune del huésped. Una falta de inmunovigilancia juega un papel esencial en el desarrollo del cáncer y puede estar asociado a que las células tumorales evaden el sistema de inmunovigilancia. Este hecho, en particular, parece deberse a un desequilibrio en el sistema inmune; y la inmunoterapia, como parte del arsenal terapéutico, se encarga de mantener activo este proceso (37). Durante mucho tiempo, se ha reportado el empleo del factor de transferencia como un agente adyuvante en pacientes con cáncer de pulmón (38), melanoma (39, 40), carcinoma de vejiga (41), leucemia (42), osteosarcoma osteogénico (43) y, afortunadamente, hubo resultados favorables en mejora de la calidad de vida, mejor respuesta al tratamiento y aumento de la respuesta inmune del paciente. Sin embargo no existía ningún reporte acerca de la actividad antitumoral directa de este compuesto, por lo que decidimos incursionar en esa área. Analizamos un panel de células tumorales de diverso origen, como las MCF-7, BT-474 y MDA-MB-453 (cáncer de mama humano), A-427 y Calu-1 (cáncer de pulmón humano), U937 (linfoma histiocítico humano) y L5178Y (linfoma de ratón), que fueron tratadas *in vitro* con el IMMUNEPOTENT CRP. Este causó la muerte de estas células de manera dependiente de la dosis, en particular, la muerte de las células MCF-7 de cáncer de mama mediante un proceso llamado apoptosis. Con esto suprimía la expresión de genes importantes involucrados en el crecimiento tumoral y en la apoptosis, tales como el p53, bag-1, c-myc, bax, bcl-2 y bad. Es de resaltar que el tratamiento con IMMUNEPOTENT CRP en células mononucleares de sangre periférica humana —o sea normales— no afecta su viabilidad, lo cual significa que es selectivo para células alteradas o tumorales (44). Otra actividad que ejerce el IMMUNEPOTENT CRP sobre las células MCF-7 de cáncer de mama es la de impedir la unión de los factores de transcripción AP-1 y NF*k*B al ADN así como la de modular la expresión de otros factores de transcripción, como lo son el NFTAx, NFATc, NFkB, c-Jun y c-Fos. Esto es importante porque al impedir, mediante el tratamiento con IMMUNEPOTENT CRP, la unión de estas proteínas al ADN o al modular su actividad de unión en las células tumorales —que dependen de esta actividad para su crecimiento, desarrollo y metástasis—, se estarían eliminando las células tumorales e impidiendo su metástasis hacia otros órganos; con eso se abren interesantes expectativas para el tratamiento del cáncer de mama (45).Basados en estos resultados, decidimos probar la efectividad del IMMUNEPOTENT CRP contra el cáncer en un modelo de ratón al cual se le inoculó células de melanoma, que es uno de los tumores más agresivos en animales y humanos; antes se determinó su efectividad *in vitro,* en esta misma línea celular. Se encontró que el tratamiento con IMMUNEPOTENT disminuía la viabilidad celular de manera significativa de manera dependiente de la dosis mediante un mecanismo de muerte celular llamado apoptosis: con el tratamiento de IMMUNEPOTENT CRP, también logramos disminuir la producción de una citocina llamada factor de crecimiento endotelial vascular (VEGF, Vascular Endothelial Growth Factor), que está involucrada en la generación de angiogénesis ⊠la cual incrementaría la malignidad del tumor⊠; además previene la metástasis del tumor, retarda su aparición, disminuye su peso e incrementa la sobrevida. Todo esto con una dosis de tres unidades como máximo de INMUNEPOTENT CRP; no pudimos aplicar más dosis ⊠que era lo ideal para lograr mayor efectividad—, porque su administración en el modelo de ratón genera mucho dolor al momento de la aplicación; por eso en la actualidad, estamos en la búsqueda de la molécula encargada de la actividad antitumoral del IMMUNEPOTENT CRP para poder administrar una mayor cantidad del compuesto de manera tal que mejore su actividad antitumoral sin el efecto del dolor ocasionado con la administración intramuscular (46). Pero no olvidemos que nuestros hallazgos sobre la actividad del efecto antitumoral del IMMUNEPOTENT CRP también se observaron en células de cáncer de pulmón, como mencioné anteriormente. Por eso se realizó, en coordinación con el departamento de oncología del Hospital Christus Muguerza de Monterrey, Nuevo León, México, un estudio de Fase I en pacientes con cáncer de pulmón de células no pequeñas, para demostrar su efectividad como adyuvante en el tratamiento de esta enfermedad. Aunque, en estudios de Fase I, lo único que se busca es determinar que la administración del fármaco en humanos sea segura, nosotros dimos un paso más allá y determinamos que, efectivamente, la administración del INMMUNEPOTENT CRP vía intramuscular es segura y puede combinarse con el tratamiento quimioterapéutico; además induce un incremento de la actividad inmunomoduladora en los pacientes. Con esto quiero decir que se incrementan las poblaciones celulares del sistema inmune, como lo son las células T cooperadoras (CD4+), T citotóxicas (CD8+), macrófagos (CD16+) y células asesinas naturales (CD56+), evaluadas mediante citometría de flujo; y se disminuye el tamaño del tumor, evaluado por tomografía computarizada. Esto es bueno para el paciente, ya que se mantiene el proceso de inmunovigilancia a cargo del sistema inmune; así, la persona puede combatir mejor estas enfermedades y enfermedades secundarias, y se crea un incremento en el índice de Karnofsky, o sea una mejor calidad de vida en los pacientes tratados, tal como lo encontramos en el estudio (47).

Nuestro grupo de investigación llevó a cabo otro estudio similar, esta vez en pacientes con cáncer de mama, y encontró que los que recibieron quimioterapia más IMMUNEPOTENT CRP mostraron una mejor respuesta a la enfermedad: se logró una respuesta completa en un 60 % de las personas tratadas, un 32 % tuvo una respuesta parcial y solo un 8 % de los pacientes no respondió al tratamiento, en comparación con el grupo de pacientes a los que solo se le administró quimioterapia; de estos, solo en el 39 % se logró una respuesta total a la enfermedad, un 50 % logró una respuesta parcial, y 11 pacientes no respondieron al tratamiento. También, similar al anterior estudio de los pacientes tratados con IMMUNEPOTENT CRP, se encontró una mejor calidad de vida. Asimismo las poblaciones celulares de linfocitos cooperadores CD4+ y linfocitos citotóxicos CD8+ se encontraron constantes en rangos normales, y aumentó la población de las células asesinas naturales CD56+ (48) (Figura 4).

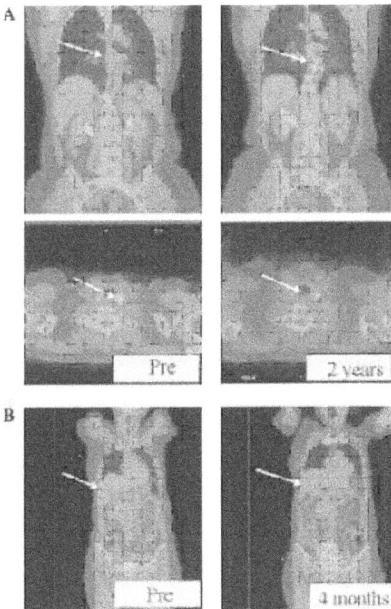

Figura 4: Efectos clínicos del tratamiento con IMMUNEPOTENT CRP en imágenes PET (tomografía de emisión de positrones). En el grupo de control, se observa una no respuesta (A) de las lesiones de tiroides posteriores a la quimioterapia sin el IMMUNEPOTENT CRP. En (B) se observa una regresión parcial de la metástasis retrohepática retroperitoneal después de la quimioterapia con el IMMUNEPOTENT CRP.

Con estos estudios presentados concernientes en el área del cáncer, no puedo decir que el IMMUNEPOTENT sea un compuesto antitumoral, aunque los datos *in vitro* y en animales así lo indiquen. Con este fin se necesitaría, como mencioné previamente, aislar el compuesto con esta actividad para poder administrarlo, además de probarlo más tarde en un estudio en animales y humanos. Ya estamos realizando el estudio para la identificación del compuesto y su aislamiento, y esperamos completarlo en un corto período de tiempo para poder brindar una opción terapéutica más a los pacientes con cáncer. Lo que sí puedo asegurar es que su administración por vía oral e intramuscular es segura y que además protege a los pacientes que se someten a una terapia antitumoral estándar como la quimioterapia, para que mejoren su estado inmunológico en la lucha contra el tumor y tengan mejor calidad de vida.

ACTIVIDAD ANTIVIRAL DEL
IMMUNEPOTENT CRP

La primera vez que tuve la oportunidad de comprobar la eficiencia del IMMUNEPOTENT CRP en el tratamiento de enfermedades virales fue en un niño que tenía todo el tracto bucal afectado con el virus del herpes. El problema le impedía comer y, obviamente, bajó mucho de peso. Sus padres habían consultado con diversos médicos especialistas, los cuales le recomendaron todo el arsenal alopático antiviral con el que se contaba en el año 2002, sin éxito. Desconozco el porqué, pero decidieron acudir a recibir tratamiento con la Dra. Cristina Rodríguez Padilla, la cual trabajaba y sigue trabajando con el IMMUNEPOTENT CRP. Como algo milagroso, después de tres días de tratamiento, el niño empezó a mejorar y a sanar de la enfermedad conforme pasaba el tiempo. Esto generó mucha curiosidad en mí —acababa de ingresar a estudiar mi Doctorado en esta área— y, sin idea de lo que estaba recomendando pero con la fe puesta en el producto, se lo receté a una paciente que padecía de herpes genital con una recurrencia muy frecuente, ya que era mensual. El tratamiento con el IMMUNEPOTENT CRP hizo que, por un tiempo, desapareciera la recurrencia de esta enfermedad; claro que, como obviamente sabemos, el virus del herpes queda integrado en el genoma y no se puede eliminar tan fácilmente, por lo que requiere de un tratamiento prolongado e integral. Ha habido muchos casos de éxito en el tratamiento del herpes, y en esta ocasión voy a mencionar un estudio donde se empleó el extracto dializable de leucocitos para el tratamiento de una queratitis estromal herpética en humanos; se logró inducir una respuesta Th1 que incrementaba las células T CD4+ INF-γ+, y con esto se pudo mejorar el pronóstico de la enfermedad (49). Todo esto ya se conocía, e inclusive ya lo habían documentado investigadores en el área de factor de transferencia, como Giancarlo Pizza y Dimitri Viza en Italia (50), C.H. Kirckpatrick en Estados Unidos de América (51), e inclusive el Dr. Estrada Parra en México (52). Muchos otros más comentaron acerca de la actividad antiviral sin realizar un experimento *in vitro* de ella, sino solo con la creencia de que, mediante la actividad de transferir inmunidad específica, el factor de transferencia era capaz de curar esta enfermedad además de tener la capacidad de aumentar la producción de citocinas antivirales como el interferón gamma. Posteriormente la Dra. Miriam Ojeda, en Cuba, demuestra por primera vez la actividad directa del extracto dializable de leucocitos humanos que contienen factor de transferencia contra el virus de inmunodeficiencia humano (HIV), el cual actúa impidiendo su replicación en células MT-4 (línea de células T humanas) (53). De manera más específica, nuestro grupo de investigación concluye afirmando que el IMMUNEPOTENT CRP no tiene actividad virucida, pero tiene un efecto antiviral del virus del HIV, pues inhibe la fusión de células fusogénicas y actúa solo sobre las células CD4+ (54). En un estudio realizado por la Dra. Ayala de la Cruz en la clínica 25 del Instituto Mexicano del Seguro Social de Monterrey, Nuevo León, México, realizado en pacientes con papilomatosis laríngea recurrente juvenil —una enfermedad viral causada por el virus del papiloma— que fueron tratados con el IMMUNEPOTENT CRP, se logró reducir la gravedad y retardar la recurrencia de la enfermedad. Antes del tratamiento con el IMMUNEPOTENT CRP, los pacientes eran sometidos a dos o tres cirugías para extirpar el papiloma (55). Estos resultados fueron similares a los encontrados por Borkowsky en los Estados Unidos de América (56).

Generalidades del **IMMUNEPOTENT CRP**

El tratamiento con IMMUNEPOTENT CRP ha sido empleado con éxito por el grupo clínico y de investigación de la Dra. Cristina Rodríguez Padilla en padecimientos que incluyen inmunodeficiencia celular, herpes zóster, herpes simple y ataxia telangiectasia; es coadyuvante en el tratamiento de cáncer, asma bronquial, dermatitis atópica y queratoconjuntivitis alérgica. Obviamente la duración del tratamiento y la dosis dependen de la enfermedad y se rigen por el criterio del médico, según los estudios de los perfiles inmunogénicos. La posología del producto puede ser oral o intramuscular; la dosis habitual es de una o dos unidades y su frecuencia de administración varía entre una y tres dosis diarias o una o dos por semana, así como quincenal; la duración del tratamiento va desde períodos cortos de una o dos semanas hasta varios meses. Sin lugar a dudas, la eficacia del IMMUNEPOTENT CRP es manifiesta en las diferentes enfermedades; solo falta su empleo masivo, su difusión, y que los médicos la conozcan. Para esto principalmente se elaboró el presente escrito. Obviamente aquí no hablamos de dosis específicas para emplear en cada enfermedad, porque queremos que la determinen los médicos. Estos, basados en su experiencia clínica, en los análisis sanguíneos y en la gravedad de la enfermedad, podrán administrar este producto con la dosis, frecuencia y tiempo adecuados. Aunque en varios estudios hemos determinado que el IMMUNEPOTENT CRP no es tóxico ni mutagénico, y mucho menos que su empleo puede causar reacciones secundarias, preferimos que esto se base en un criterio médico. En caso de que el médico desconozca esta información, proporciónele este escrito; y si usted necesita emplear este producto, coméntelo con él y muéstrele esto como referencia científica.

Aunque todavía nos queda mucho por investigar en relación a los compuestos involucrados en las diferentes actividades biológicas mencionadas previamente, nuestro grupo de investigación está convencido de las bondades de este producto en el empleo de diferentes patologías que incluyan disfunción inmunológica.

BIBLIOGRAFÍA

1.- Lawrence, Journal of Clinical Investigation, vol. 34, pp. 219-230 (1955).

2.- Landsteiner, K., and M. W. Chase. 1942. Experiments on transfer of cutaneous sensitivity to simple compounds. Proc. Soc. Exp. Biol. Med. 49:688.

3.- Landsteiner, K., and M. W. Chase. 1942. Experiments on transfer of cutaneous sensitivity to simple compounds. Proc. Soc. Exp. Biol. Med.:688.

4.- Chase, M. W. 1945. The cellular transfer of cutaneous hypersensitivity to tuberculin. Proc. Soc. Exp. Biol. Med. 59:134

5.- Gell, P. H. G., and R. A. A. Coombs. 1968. *Cinical Aspects in Immunology*. Blackwell, Oxford.

6.- Waksman, B. H. 1978. Cellular hypersensitivy and immunity: Inflammation and cytotoxicity. In Clinical Immunology. C. W. Parker, ed. Saunders, Philadelphia, p. 173-218.

7.- Dannenberg, J., A.M. 1991. Delayed-type hypersensitivity and cell-mediated immunity in the pathogenesis of tuberculosis. Immunol Today 12:228-33.

8.- Müller, K., F. Jaunin, I. Masouyé, J. Saurat, and C. Hauser. 1993. Th2 cells mediate IL-4-dependent local tissue inflammation. J Immunol 150:5572-84.

9.- Dannenberg, J., AM. 1991. Delayed-type hypersensitivity and cell-mediated immunity in the pathogenesis of tuberculosis. Immunol Today 12:228-33.

10.- Chase, M. W., The cellular transfer of cutaneous hypersensitivity to tuberculin. Proc. Soc. Exper.Biol. & Med., 1945, 59, 13.

11.- H. Sherwood Lawrence. The transfer in humans of delayed skin sensitivity to streptococcal m substance and to tuberculin with disrupted leucocytes. J Clin Invest. 1955 February; 34(2): 219–230.

12.- Eskild, A.P. and Kirkpatrick, C.H. Nature and activities of Transfer Factor. Annals New York Academy of Sciences. 23:216-227. (1979)).

13.- Smith s. Al-Askari. the preparation and purification of transfer factor. in In Vitro Methods in Cell-Mediated Immunity, eds. B. r. Bloom and P. r. Glade, pp. 5-1-546. new york: academic Press. 1972.

14.- Rozzo, S.J. and Kirkpatrick, C. H. Purification of transfer factors. Molecular Immunology. 29: 167-182. (1992).

15.- Wilson, G. B. and Fudenberg, H. H. Use in vitro assay techniques to measure parameters related to clinical applications of transfer factor theraphy. United States Patent. 4,610,878. (1986).

16.-Ashorn, R.G.I. and Krohn, K.J.E. The effects of inmmune and noinimmune dialyzable leucocyte extracts on KLH and HCH reactivity in unprimed human recipients: A double blind study. Immunobiology of Transfer Factor. 7:311-327. (1981).

17.- Borkowsky, W. and Lawrence, H.S. Effects of human leucocyte dialysates containing transfer factor in the direct leucocite migration inhibition (LMI) assay. Journal of Immunology. 123 :1741-47. (1979).

18.- Klesius, P. H., Fudenberg, H. H. Process for in vitro transfer of cell-mediated immunity in mammals with alcoholic precipitates of bovine transfer factor. United States Patent 4,180,627. (1979). bazo (Kirkpatrick, C. H., Rozzo, S. J. Transfer Factor and Methods of Use. United States Patent 5,470,835. (1995).

19.- Kirkpatrick, C. H., Rozzo, S. J. Transfer Factor and Methods of Use. United States Patent 5,470,835. (1995).

20.-Goust, J. M., Moulias, R. L. Production of immunological materials. United States Patent. 4,001,080. (1977).

21.- Borkowsky, W. and Lawrence, H.S. Effects of human leucocyte dialysates containing transfer factor in the direct leucocite migration inhibition (LMI) assay. Journal of Immunology. 123 :1741-47. (1979).

22.- Patología estructural y funcional. 7ª edición. Vinay Kumar, Abul K. Abbas, Nelson Fausto. Elsevier. 2006.

23.- Tuftsin: its chemistry, biology, and clinical potential. Mati Fridkin, Victor A. Najjar. Volume 24, Issue 1 (1989). Critical reviews in biochemestry and molecular biology.

24.- Tuftsin deficiency in AIDS. G.R. Corazza MD, L. Ginaldi MD, V. Profeta MD, D. Quaglino MD, G. Zoli MD, G. Gasbarrini MD, C. Cancellieri MD. The Lancet, Volume 337, Issue 8732, Pages 12 - 13, 5 January 1991.

25.- Rodríguez-Padilla, Tamez-Guerra Reyes, Franco-Molina Moisés Armides, Castillo-León Leonardo. Producción de un inmunomodulador obtenido de extractos celulares dializables de bazo y extractos dializables de leucocitos conteniendo factores de transferencia y métodos de uso. Patente IMPI. Númer. 239921.

26.- Armides Franco-Molina M, Mendoza-Gamboa E, Castillo-Tello P, Tamez-Guerra RS, Villarreal-Treviño

L, Tijerina-Menchaca R, Castillo-León L, Zapata-Benavides P, Rodríguez-Padilla C. In vitro antibacterial activity of bovine dialyzable leukocyte extract. Immunopharmacology and Immunotoxicology; 28:1-13, 2006

27.- Bharat B. Aggarwal, Shishir Shishodia, Santosh K. Sandur, Manoj K. Pandey, Gautam Seth. Inflammation and cancer: How hot is the link? Biochemical pharmacology 72 (2006) 1605–1621

28.- Franco-Molina MA, Mendoza-Gamboa E, Castillo-León L, Tamez-Guerra RS, Rodríguez-Padilla C. Bovine dialyzable leukocyte extract modulates the nitric oxide and pro-inflammatory cytokine production in lipopolysaccharide-stimulated murine peritoneal macrophages in vitro. J Med Food. 2005 Spring;8(1):20-6.

29.- Franco-Molina MA, Mendoza-Gamboa E, Castillo-Tello P, Isaza-Brando CE, García ME, Castillo-León L, Tamez-Guerra RS, Rodríguez-Padilla C. Bovine dialyzable leukocyte extract modulates cytokines and nitric oxide production in lipopolysaccharide-stimulated human blood cells. Cytotherapy. 2007;9(4):379-85.

30.- Franco-Molina MA, Mendoza-Gamboa E, Castillo-León L, Tamez-Guerra RS, Rodríguez-Padilla C. Bovine dialyzable leukocyte extract protects against LPS-induced, murine endotoxic shock. Int Immunopharmacol. 2004 Dec 15;4(13):1577-86.

31.- Uso del factor de transferencia en recién nacidos con choque séptico. Isaías rodríguez Balderrama, Patricia Ydolina Pérez Martínez, Guillermo Arturo Jiménez González, Marco Antonio Castañeda Vega, Verónica Rodríguez Ramírez, Rogelio Rodríguez Bonito, Valdemar Ábrego Moya, Cristina Rodríguez Padilla. Revista

Medicina Universitaria. Abril-Junio del 2000. Volumen 2 - Número 7.

32.- Langseth L. Oxidants, antioxidants and disease prevention. Belgium, International Life Science Institute, 1996.

33.-. Leonardo O. Medina, Clara A. Veloso, Érica de Abreu Borges, Camila Armond Isoni, Maria R. Calsolari, Miriam M. Chaves, José A. Nogueira-Machado Determination of the antioxidant status of plasma from type 2 diabetic patients. Diabetes Research and Clinical Practice. Volume 77, Issue 2, August 2007, Pages 193–197.

34.- Anti-inflammatory and antioxidant effects of IMMUNEPOTENT CRP in Lipopolysaccharide (LPS)-stimulated human macrophages. Moisés A. Franco-Molina*, Edgar Mendoza-Gamboa, Diana F. Miranda-Hernández, Crystel A. Sierra-Rivera, Pablo Zapata-Benavides, Magda E. Vera-García, Reyes S. Tamez-Guerra and Cristina Rodríguez-Padilla. African Journal of Microbiology Research Vol. 5(22), pp. 3726-3736, 16 October, 2011.

35.- Seppa N (2000) Interferon delays multiple sclerosis. Science News 158, 280-281.

36.- (www.rex.nci.nih.gov).

37.- Manfred Schuster, Andreas Nechansky, Hans Loibner and Ralf Kircheis. Cancer immunotherapy. Biotechnol. J. 2006, 1, 138–147.

38.- Pilotti V. Transfer factor as an adjuvant to non-small cell lung cancer (NSCLC) therapy. Biotherapy. 1996;9(1-3):117-21, Kirsh MM Clinical presentation and management of patients with carcinoma of the lung: a 14-year experience. J Fam Pract, 1979 Jun, 8:6, 1127-31

39.- Blume MR. Adjuvant immunotherapy of high risk stage I melanoma with transfer factor. Cancer, 1981 Mar, 47:5, 882-8. Molife R. Adjuvant therapy of malignant melanoma Crit Rev Oncol Hematol-2002. 44(1);81-102.

40.- Gonzalez RL. Adjuvant immunotherapy with transfer factor in patients with melanoma metastatic to lung. Cancer, 1980 Jan, 45:1, 57-63

41.- Pizza G. Transitional cell carcinoma of the bladder. Differences between primary tumour and following relapses Eur Urol, 1980, 6:1, 45-7.

42.- Ketchel SJA study of transfer factor for opportunistic infections in cancer patients Med Pediatr Oncol, 1979, 6:4, 295-301.

43.- Gilchrist GS. Management of osteogenic sarcoma: a perspective based on the Mayo Clinic experience. Natl Cancer Inst Monogr, 1981 Apr, 56, 193-9.

44.- MA Franco-Molina, E Mendoza-Gamboa, D Miranda-Hernández, P Zapata-Benavides, L Castillo-León, C Isaza-Brando, RS Tamez-Guerra and C Rodríguez-Padilla. In vitro effects of bovine dialyzable leukocyte extract (bDLE) in cancer cells Cytotherapy (2006) Vol. 8, No. 4, 408 414.

45.- Mendoza-Gamboa E, Franco-Molina MA, Zapata-Benavides P, Castillo-Tello P, Vera-García ME, Tamez-Guerra RS, Rodríguez-Padilla C. Cytotherapy. 2008;10(2):212-9. Bovine dialyzable leukocyte extract modulates AP-1 DNA-binding activity and nuclear transcription factor expression in MCF-7 breast cancer cells.

46.- Antiangiogenic and antitumor effects of IMMUNEPOTENT CRP in murine melanoma. Moisés A. Franco-Molina, Edgar Mendoza-Gamboa, Pablo, Zapata-Benavides, Paloma, Castillo-Tello, Clara E. Isaza-

Brando, Diana Zamora-Avila, Lydia G. Rivera-Morales, Diana F. Miranda-Hernández, Crystel A. Sierra-Rivera, Magda E. Vera-García, Reyes S. Tamez-Guerra, Cristina Rodríguez-Padilla. December 2010, Vol. 32, No. 4, 637-646.

47.- IMMUNEPOTENT CRP (bovine dialyzable leukocyte extract) adjuvant immunotherapy: a phase I study in non-small cell lung cancer patients. Franco-Molina MA, Mendoza-Gamboa E, Zapata-Benavides P, Vera-García ME, Castillo-Tello P, García de la Fuente A, Mendoza RD, Garza RG, Támez-Guerra RS, Rodríguez-Padilla C. Cytotherapy. 2008;10(5):490-6.

48.- Humberto H. Lara, Liliana Ixtepan Turrent, Elsa N. Garza Treviño, Reyes tamez Guerra and Cristina Rodríguez Padilla. Clinical and immunological assessment in breast cancer patients receiving anticancer therapy and bovine dialyzable leukocyte extract as an adjuvant. Experimental and Therapeutic Medicine. 1: 425-431, 2010.

49.- G.A. Luna-Baca, M. Linares, C. Santacruz-Valdes, G. Aguilar-Velazquez, R. Chavez, M. Perez-Tapia, I. Estrada-Garcia, S. Estrada-Parra and M.C. Jimenez-Martinez. Immunological Study of Patients with Herpetic Stromal Keratitis Treated with Dialyzable Leukocyte Extracts. Immunological Study of Patients with Herpetic Stromal Keratitis Treated with Dialyzable Leukocyte Extracts. *13th International Congress of Immunology – ICI.*

50.- Giancarlo Pizza, Dimitri Viza, Caterina De Vinci, Aldopaolo Palareti, Diego Cuzzocrea, Vittorio Fomarola & Roberto Baricordi, Orally administered HSV-specific transfer factor (TF) prevents genital or labial herpes relapses. *Biotherapy* 9: 67-72, 1996.

51.- Peetom, F. and M.J. Florey (1979). Transfer Factor in the treatment of disseminated Herpes Zoster (Hz) infection in immune- sopressed patients. Immune regulators in Transfer Factor. Ed A. Khan. C.H. Kirkpatrick and N.O. Hill: 489-499.

52.- Estrada-Parra S, *et al.*, Immunotherapy with transfer factor of recurrent herpes simplex type I, Arch Med Res, 26, S87-92, 1995.

53.- Ojeda MO, Fernández-Ortega C, Rosaínz MJ. Biochem Biophys Res Commun. Dialyzable leukocyte extract suppresses the activity of essential transcription factors for HIV-1 gene expression in unstimulated MT-4 cells. 2000 Jul 14;273(3):1099-103.

54.- Antiviral mode of action of bovine dialyzable leukocyte extract against human immunodeficiency virus type 1 infection. Humberto H Lara, Liliana Ixtepan-Turrent, Elsa N Garza-Treviño, Jose I Badillo-Almaraz, and Cristina Rodriguez-Padilla. BMC Res Notes. 2011; 4: 474.

55.- Serna-Hernández, J. C. Ayala-de-la-Cruz, M. C., Palacios-Saucedo, G., Esparza-Ramírez, A., Rodríguez-Padilla, C. & Tamez-Guerra, R. 2006. El Extracto Dializable de Leucocitos Bovinos reduce la severidad y retarda la recurrencia de la Papilomatosis Respiratoria recurrente Juvenil. XXXI Congreso Anual de la Asociación Mexicana de Infectología y Microbiología Clínica XI Congreso de la Asociación Mexicana para el estudio de las Infecciones Nosocomiales. Julio 14.

56.- Borkowsky W; Martin D; Lawrence HS. 1984. Juvenile laryngeal papillomatosis with pulmonary spread. Regression following transfer factor therapy. *Am. J. Dis. Child*:138(7):667-9.

Índice

Editorial LibrosEnRed

LibrosEnRed es la Editorial Digital más completa en idioma español. Desde junio de 2000 trabajamos en la edición y venta de libros digitales e impresos bajo demanda.

Nuestra misión es facilitar a todos los autores la **edición** de sus obras y ofrecer a los lectores acceso rápido y económico a libros de todo tipo.

Editamos novelas, cuentos, poesías, tesis, investigaciones, manuales, monografías y toda variedad de contenidos. Brindamos la posibilidad de **comercializar** las obras desde Internet para millones de potenciales lectores. De este modo, intentamos fortalecer la difusión de los autores que escriben en español.

Nuestro sistema de atribución de regalías permite que los autores **obtengan una ganancia 300% o 400% mayor** a la que reciben en el circuito tradicional.

Ingrese a www.librosenred.com y conozca nuestro catálogo, compuesto por cientos de títulos clásicos y de autores contemporáneos.

OTROS TÍTULOS DE LA MISMA COLECCIÓN

Las células madre

Carlos Ignacio Rodríguez Salazar - Greta Rodil - María Carolina Rodríguez - Juan Carlos Rodríguez C.

Las células madre son células que poseen la capacidad de autorrenovarse ilimitadamente durante toda la vida de un organismo y, al mismo tiempo, tienen la potencia de dar origen a los distintos tipos de células de los 220 tejidos en el caso de los humanos.

En el libro se describen las características de las células madre embrionarias y adultas, los genes responsables de mantener las condiciones de autorrenovación y pluripotencia de las células madre, así como de su transformación o diferenciación en las células específicas de los distintos tejidos. Se estudian las características de las células madre neurales, cardíacas, epiteliales (epidérmicas, intestinales, endoteliales, linfáticas, oculares), de la médula ósea, hematopoyéticas y los diferentes linajes celulares que originan. Finalmente, se describe la aplicación terapéutica de las células madre en varias patologías como canceres hematológicos (leucemia, mieloma, linfoma), disfunción cardíaca, enfermedades degenarativas neurales (Parkinson, esclerosis múltiple, esclerosis lateral amiotrófica, diabetes, retinopatías, daños en la córnea, enfermedades de la piel y regeneración del cartílago), así como las reacciones adversas que pueden presentarse con la terapia celular.

CONCENTRACIONES DE ZINC Y COBRE, LOS CONTRACEPTIVOS ORALES: UN DESAFÍO PERINATAL

Juan Fidel Bencomo Gómez

Concentraciones de zinc y cobre muestra los procedimientos técnicos desarrollados por el autor y sus colaboradores, así como algunas modificaciones tecnológicas con innovaciones novedosas especialmente en pelo y eritrocitos para el estudio de oligoelementos.

Se caracteriza el pelo como una muestra biológica de fácil obtención, conservación y procesamiento gracias a las bondades de la espectroscopia de absorción atómica (AAE), así como se le confiere a esta muestra biológica la propiedad de poseer una información fija de varias etapas de la vida, lo que permite hacer un análisis longitudinal de las variaciones del metal en un período predeterminado.

Este texto también aborda el estudio del zinc y el cobre después del inicio y el cese de la ingestión de los ACO, con un tiempo limitante de riesgo en base a las variaciones de ambos metales. Se destaca como poder alertar precozmente la futura gestante en base al tiempo que debe aguardar después del cese de la ingestión de los ACO para iniciar su gravidez y "garantizar" un óptimo desarrollo intrauterino. También se incluyen resultados del seguimiento longitudinal de mujeres que, sin aguardar el tiempo necesario desde haber suspendido la ingestión de los ACO, se embarazaron, y causaron así consecuencias anormales en el término de la gestación y el estado nutricional del RN.

Protocolos en biología vegetal: especies reactivas de oxígeno y sistemas antioxidantes

Ernesto García Pineda - Elda Castro Mercado

En este manual se describen algunas técnicas que se utilizan en plantas para el análisis de las principales especies reactivas de oxígeno, así como de las principales enzimas que participan en su metabolismo. Las técnicas seleccionadas se pueden utilizar en cualquier laboratorio para el estudio de diversos aspectos de la biología de plantas puesto que son de aplicación general y no requieren de la utilización de equipo especial diferente al de uso común en un laboratorio de investigación.

Por la importancia que tienen las especies reactivas de oxígeno (ERO) en la biología vegetal, se han desarrollo varias técnicas para el estudio de las enzimas que las metabolizan y para la identificación y cuantificación de sus diferentes tipos.

Las técnicas contempladas en este manual se dividen en dos partes: la primera parte se dedica a las técnicas para el análisis de ERO y la segunda al análisis de las enzimas antioxidantes involucradas en su metabolismo.

Psoriasis. La opción natural

S. Jorge Cruz Suárez

La psoriasis es un síntoma externo que delata un trastorno más profundo de la salud condicionado por diversos factores: predisposición genética, estrés psicológico, clima, hábitos dietéticos. La medicina naturista propone una visión global que ofrece una terapia fundamentada en el estímulo de la capacidad autocurativa del propio organismo humano, mediante aquellos medios que desde millones de años han sustentado la vida en la Tierra: sol, aire, agua, alimentos, plantas medicinales, entre otros.

La psoriasis es una enfermedad crónica de la piel que cursa en brotes recurrentes a lo largo de la vida. Es algo más que un trastorno de la salud: afecta a la vida personal, profesional y social de las personas por el impacto que causa en su equilibrio psico-emocional y en su autoestima.

Los tratamientos que ofrece la medicina convencional proporcionan un control variable de la enfermedad; lejos de ser óptimos, se traducen, además, en una carga considerable de riesgos de efectos adversos.

La desesperación de la persona que padece psoriasis le hace buscar remedios alternativos que, en la mayoría de las ocasiones, además de frustración suponen una pérdida de tiempo y de recursos económicos. Este libro expone, a la luz de los conocimientos científicos actuales, los recursos naturales que pueden ser eficaces en el cuidado y prevención de esta enfermedad.

Sombras en medicina

Manuel López-Escobar Fernández
Se analizan las causas de que actualmente nadie, ni los pacientes, ni los médicos, ni la administración, estén satisfechos con el actual sistema sanitario.
Sombras en medicina se basa en la sanidad pública española, pero analiza problemas que son padecidos en muchos otros países. Reflexionamos aquí sobre las conductas que consideramos negativas y que provocan una mala, pero evitable, asistencia, y exponemos aquellas medidas que, en nuestra opinión, podrían mejorarla sustancialmente y disminuir, a la vez, la prodigalidad económica. Todo ello intentando que tanto la administración como los médicos y los pacientes lleguen a estar satisfechos.

Introducción a la antropología de la salud, la enfermedad y los sistemas de cuidados

Álvaro Bernalte Benazet - María Teresa Miret García - Silvia Rico Botella

Libro introductorio a la antropología aplicada al campo de la salud, la enfermedad y los sistemas de cuidados.

Introducción a la antropología de la salud, la enfermedad y los sistemas de cuidados es una reflexión que surge al hilo de nuestro heterogéneo espacio europeo, en el que convivimos con personas de diversos orígenes, predominantemente de África, Hispanoamérica y Asia. En este panorama, se hace necesario que nuestros profesionales -en general- y quienes trabajan en el campo de la salud -en particular- sean conscientes de esta multiculturalidad. Debemos conocer la importancia de la cultura, y las diferencias culturales con otros pueblos para poder ser respetuosos con las personas, sus creencias y sus costumbres; y la Antropología aplicada a este campo nos puede ayudar en esta tarea de comprensión y de interacción.

Con este manual introductorio pretendemos que el lector pueda comprender qué es la Cultura y qué es la Antropología -desde un punto de vista tanto conceptual como histórico-, y su aplicación, especialmente, en el campo de la salud. En este sentido, nos ocuparemos de los sistemas de cuidados, y reflexionaremos sobre la aplicación de los métodos etnográficos a la psiquiatría y a la enfermería.

Artrosis. Todo lo que necesita saber

Bonifacio Álvarez Lario

Conocer una enfermedad nos permite ser más eficaces a la hora de tratarla. Este libro tiene como objetivo proporcionarle información práctica para enfrentarse con éxito a la artrosis. Este libro, escrito por un reumatólogo, va dirigido al paciente con artrosis, aunque también puede ser útil a sus familiares, profesionales de la medicina y a cualquier otra persona interesada en el tema. Aquí encontrará información científica sobre la enfermedad y múltiples consejos. No es un libro de remedios mágicos, sino un libro para animarle a actuar. No basta con pensar "a mí que me curen". Además de lo que pueden hacer las medicinas, usted puede hacer mucho para mejorar. Este libro le ayudará a comprender mejor la artrosis y a conocer lo que debe hacer y lo que debe evitar.

Diccionario naturista de la salud de consulta rápida

Víctor Manuel Cruz Hernández - Susana Álvarez Mac Donald

Dos diccionarios en uno. El primero de frutas, verduras y plantas medicinales que ayudan a curar enfermedades y el otro de enfermedades y sus elementos curativos. No es recetario ni sustituyente del doctor o especialista, sino una guía del conocimiento de la naturaleza, para ayudar al organismo a curarse más pronto y gozar de buena salud. Dirigido a nutriólogos, doctores, naturistas, herbolarios, terapeutas y el público en general.

NUTRICIÓN PARA EL ALTO RENDIMIENTO

Norberto Edgardo Palavecino
Anna Freud: una de las figuras más famosas en el mundo de la psicología en Estados Unidos y, paralela e inmerecidamente, una de las menos reconocidas en el ámbito de la psiquiatría de habla hispana. Conozca la fascinante personalidad de la hija de Sigmund Freud y los inestimables aportes que dio a la ciencia fundada por su padre. Pionera de la psicología y el psicoanálisis infantil, Anna continuó y expandió su obra. Es la autora de uno de los libros más importantes y célebres de la literatura psicoanalítica: El Yo y los Mecanismos de Defensa.

www.ingramcontent.com/pod-product-compliance
Lightning Source LLC
Chambersburg PA
CBHW021606210326
41599CB00010B/620